PRÉSENCE DE BACTÉRIENS

DANS LA

SÉROSITÉ PÉRITONÉALE

DE LA

HERNIE ÉTRANGLÉE ET DE L'OCCLUSION INTESTINALE

PAR

le Dr G. NEPVEU

Ancien Interne

Chef du laboratoire de clinique chirurgicale de la Pitié

Membre des Sociétés de Chirurgie, de Biologie

de la Société anatomique, d'anthropologie, etc.

NOTE

PRÉSENTÉE A LA SOCIÉTÉ DE BIOLOGIE

Séance du 9 juin 1883

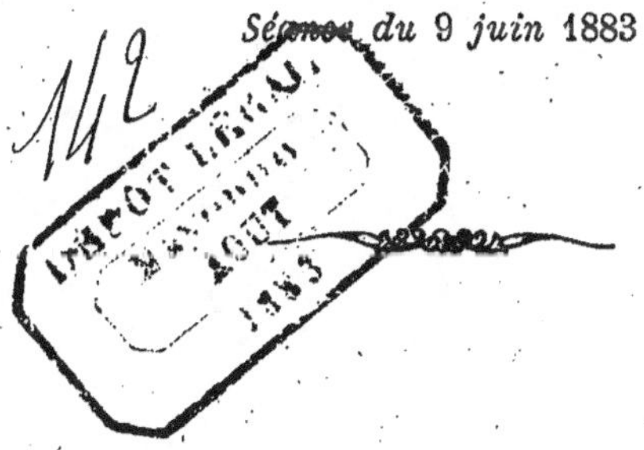

PARIS

ALPHONSE DERENNE

52, Boulevard Saint-Michel, 52

1883

PRÉSENCE DE BACTÉRIENS

DANS LA

SÉROSITÉ PÉRITONÉALE

DE LA

HERNIE ÉTRANGLÉE ET DE L'OCCLUSION INTESTINALE

PAR

le Dr G. NEPVEU

Ancien Interne
Chef du laboratoire de clinique chirurgicale de la Pitié
Membre des Sociétés de Chirurgie, de Biologie
de la Société anatomique, d'anthropologie, etc.

NOTE

PRÉSENTÉE A LA SOCIÉTÉ DE BIOLOGIE

Séance du 9 juin 1883

PARIS

ALPHONSE DERENNE

52, Boulevard Saint-Michel, 52

1883

MÉMOIRES DU MÊME AUTEUR

— Bactéries dans l'érysipèle. — *Soc. de Biologie*, T. XXII, p. 164, 1870.

— Gangrène dans les fractures. Thèse, 1870.

— Contribution à l'étude des tumeurs mélaniques. — *Société de Biologie*, 1872.

— Lymphangiome simple et ganglionnaire. — *Arch. génér. de Méd.*, 1872, p. 215.

— Contribution à l'étude des tumeurs du testicule, chez Delahaye, 1872. — 2e édition, 1875. Publié avec additions, dans *Mémoires de chirurgie*, 1881, chez A. Delahaye. Titre des principaux chapitres :

— Tumeurs perlées du testicule. — Carcinome et sarcome du testicule. — Squirrhe du testicule. — Tubercules du testicule. — Fungus bénin du testicule. — Gomme du testicule. — Vaginalite hémorrhagique. — Myôme testiculaire. — Tumeurs du scrotum.

— Chloral dans le choléra en injections sous-cutanées, *Gaz. Médic.* 1873, p. 294.

— Un cas de rage (anat. path.). *Soc. de Biologie*, 1872, et *Gaz. Méd.*, 1873, p. 63.

— Inoculations de matières septiques par des poussières organiques. *Soc. de Biologie*. Tome XXVI, p. 239, 1874.

— Bactéries sur les murs des salles d'hôpital. *Soc. de Biologie* T. XXVI, p. 24, 1874.

— Contre indications à l'extirpation des tumeurs mélaniques. *Soc. de Biologie*, T. XXVI, p. 82, 31 janvier 1874.

— Cylindres hyalins épididymaires et testiculaires. *Soc. de Biologie*, T. XXVI, p. 223, 1874.

— Bactéries dans les collections sous-cutanées. *Soc. de Biologie*, T. XXVII, p. 88, 1875.

— Bactéries dans les urines d'un homme qui n'a jamais été sondé *Soc. de Biologie*, t. XXVII, p. 395, 1875.

— Ostéoclasie et ostéotomie au point de vue orthopédique, *Arch. génér. de méd.* t. II, p. 832, 1875.

— Contribution à l'étude de la carotide primitive et des accidents consécutifs à la ligature de ce vaisseau, 1875.

— Des lésions vasculaires dans les fractures de jambe *Soc. de Chir.* p. 365, 1875.

— Extirpation du rein, *Arch. de Méd.* 1875.

— Inflammation des lymphangiectasies ganglionnaires, *Soc. de Chir.* t. II, *nouvelle série*, 1876.

— Contribution à l'histoire du lymphangiôme de la langue, *Soc. de Chir.* t. III, *nouvelle série*, p. 224, 1877.

— Oligurie et anurie traumatiques, *Gaz. heb. de méd.* et de *Chir.* 1877.

— Oligurie et polyurie par action réflexe d'origine testiculaire, *Rev. mens. de méd.* et de *chir.* p. 579, 1877.

— Certains ulcères des téguments dans la paralysie atrophique de l'enfance.

— Bactériens et leur rôle pathogénique, *Rev. des sciences méd. de Hayem*, t. XI, p. 236 et t. XII, p. 223, 1878.

— Contribution à l'étude de la dénudation des nerfs, *Gaz. Hebd. de méd. et de chir.* 1878.

— Adénochondromes de la glande sous-maxillaire, *Soc. de Chir.* t. V, *2e série*, p. 699, 1879.

— Rupture des kystes de l'ovaire, *Annales de gynécologie, juillet* 1879.

— Tumeurs mélaniques du rectum et de l'anus, *Soc. de chir.* 1880.

— Atrophie de la masse fibro-graisseuse sous-métarso-phalangienne, *Assoc. Franc. pour l'avancement des sciences.* Congrès de Montpellier, 1880.

— Pustule maligne. *In Mémoires de chirurgie.*

— De la résection du poignet. *Assoc. Française pour l'avancement des sciences. La Rochelle* 1882.

— Présence des bactériens dans la sérosité péritonéale des hernies étranglées et de l'occlusion intestinale. *Soc. de Biologie,* 1883.

— Contribution à la résection du coude. *In Soc. de chirurgie,* 1883.

PRÉSENCE DE BACTÉRIENS

DANS LA

SÉROSITÉ PÉRITONÉALE

DE LA

Hernie étranglée et de l'occlusion intestinale

1° Il y a environ douze ans que pour la première fois j'ai constaté, dans la sérosité du sac d'une hernie étranglée, la présence des bactériens. Ce fait, malheureusement, je ne l'ai publié qu'un peu tard, d'abord en 1875, dans les comptes-rendus et mémoires de la Société de Biologie, tome XXVII, page 88 et suivantes. Il s'agissait d'une hernie congénitale étranglée et d'un kyste suppuré du cordon ; j'expliquais alors la suppuration du kyste par le voisinage de l'intestin qui, plusieurs fois hernié et réduit, s'était définitivement étranglé. La kélotomie fut faite, le petit malade mourut ; c'est en 1873 que M. Verneuil opéra ce petit enfant, avec l'aide de M. Paul Berger, alors son interne. Déjà à plusieurs reprises, en 1870 soit dans le service de M. Demarquay, soit dans celui de M. Verneuil, j'avais constaté la présence de bactériens dans la sérosité du sac, obtenue par ponction dans la hernie étranglée. Si alors, peut-être, quelques rares chirurgiens ont parlé de laver l'intestin dans la kélotomie, c'était uniquement pour enlever le sang et les liquides issus de l'intestin par ulcération et si Lister pratiquait le spray et lavait l'intestin c'était pour enlever les bactériens venus de l'air ambiant en même temps que le sang et les liquides sortis de l'intestin par perforation. Lister ne pensait pas alors à ceux qui proviennent de l'intestin étranglé sans aucune perforation. Ces précautions opératoires, prises pour se mettre à l'abri du milieu aérien ou des fluides intestinaux directement, issus de l'intestin, n'ont rien de commun avec ce fait purement scientifique : les bactériens existent dans la sérosité du sac, dans la hernie étranglée, sans perforations ou lésions visibles de la paroi intestinale. Je les ai signalés à nouveau dans un article que j'ai publié en 1878 dans la « *Revue des sciences médicales d'Hayem* » tome XII, page 344 (1).

Il est aisé de comprendre que la stricture prolongée de l'intestin favorise la pénétration des bactériens (qui y sont contenus en si grand nombre à l'état normal) dans les tuniques intestinales elles-mêmes et de là dans la sérosité du sac ; il est tout aussi facile de saisir que le bout supérieur de l'intestin, situé dans le ventre au-dessus du point étranglé, est soumis à une énorme distension par les gaz et les liquides, de plus, les ulcérations qui se produisent sur la muqueuse intestinale, par suite de la constriction, favorisent leur passage. La présence des bactériens dans la cavité péritonéale est donc une suite logique de l'étranglement.

Ainsi se trouve expliquée la péritonite herniaire et la péritonite abdominale qui éclatent à coup sûr si l'étranglement n'est pas réduit ou si le chirurgien ne lave pas avec soin l'anse étranglée avant de la replacer dans l'abdomen.

Le lavage de l'anse étranglée avant la réduction, qui se faisait instinctivement depuis quelque temps, soit avec de l'eau chaude (Desprès), soit avec de l'eau phéniquée (Lister) pour enlever les impuretés de la surface intestinale : le sang, etc., et les poussières atmosphériques du milieu où l'on opérait, se trouve ainsi scientifiquement légitimé, comme il l'a été pratiquement par les nombreux succès qui en ont suivi l'emploi. C'est depuis ma petite découverte que M. Verneuil fait habituellement le lavage de l'intestin avec de l'eau phéniquée à 5°.

Dès 1861, M. Verneuil (*Voir Soc. de chir. — Discours des 20 et 27 avril sur quelques points de l'opération de la kélotomie*) avait affirmé l'importance des « fluides essentiellement délétères que

---

1. *Mémoires de chirurgie*, par M. Nepveu, page 23 et 127, 1 vol. grand in-8°, chez Delahaye, libraire.

renferme le bout supérieur ou qu'exhalent les parties herniées qui ont subi l'étranglement. » Je crois encore, disait-il, que, versés même à petites doses dans le péritoine, ces fluides provoquent facilement une inflammation très grave ; qu'en un mot, en l'absence d'épanchement stercoral appréciable à l'autopsie, on doit encore accuser la réduction d'avoir provoqué la péritonite maligne qui enlève tant d'opérés.

Malheureusement, à cette époque l'étude des moyens antiseptiques n'était pas avancée et quant aux bactériens, ils n'étaient pas encore entrés dans les préoccupations des pathologistes.

2° De même ordre est le fait que je prends la liberté de communiquer aujourd'hui à la Société. Cependant il ne s'agit plus cette fois de hernie étranglée, mais d'occlusion intestinale.

Première observation. — Un homme de 43 ans, atteint depuis le commencement de 1881 d'un cancer rectal, est entré il y a quelques jours dans le service de M. le professeur Verneuil. Déjà le 30 juin 1882, M. Verneuil lui avait fait une rectotomie postérieure suivant son procédé. Il fut soulagé, mais le mal, poursuivant sa marche, empêchait à nouveau le passage des matières. Ne mangeant presque plus, ayant considérablement maigri depuis six mois, le malade demande à M. Verneuil une nouvelle intervention. M. Verneuil se résigne à lui faire l'opération de l'anus contre nature, par le procédé de Littre, selon toutes les règles de la méthode antiseptique.

Au moment où l'on ouvrit le péritoine, je récoltai la sérosité qui s'en échappait, j'en fis autant pour les quelques gouttes de sang qu'à ma prière M. Verneuil voulut bien me procurer en piquant très légèrement la surface de l'intestin avant de l'ouvrir. Dans les deux cas je constatai la présence de bactériens de divers ordres : micrococcus, microbactéries simples ou associées (diplococcus). J'étais armé de l'objectif homogène de Vérick, n° 10, et du condensateur Abbé ; j'ai récolté dans les tubes à culture une partie de cette sérosité, et dans

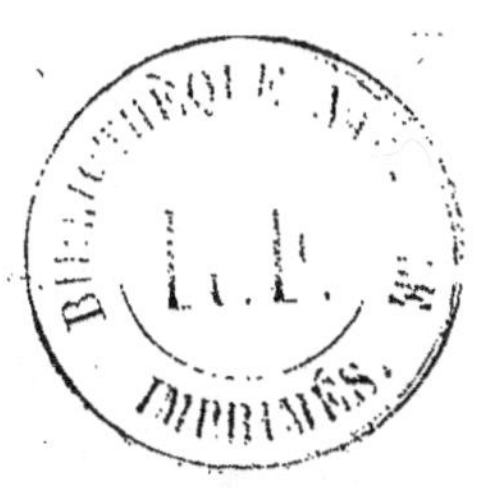

l'examen que j'en fis quelques jours après, tous ces bactériens étaient en très grand nombre.

L'énorme distension de l'intestin par les liquides et les gaz, les ulcérations qui se produisent à la surface interne de l'intestin, favorisent leur pénétration dans les tuniques intestinales lors d'étranglement interne, d'occlusion intestinale, comme lors de hernie étranglée, aussi comprend-on facilement leur passage dans la sérosité péritonéale.

Cet homme vient de mourir le 9 juin, à sept heures du matin ; il avait été opéré le 6, à onze heures du matin, il est mort environ 68 heures après l'opération.

3° Comment est-il mort ? Quelle est la cause de sa mort ?

Affaibli par une longue inanition, fortement amaigri, en pleine généralisation cancéreuse (pendant l'opération on a pu constater sur l'intestin où on allait opérer de petites nodosités circinomateuses), cet homme était voué à une mort prochaine.

L'acte opératoire a précipité sa fin, c'est indubitable ; mais le chirurgien a eu la main forcée, et par le malade et par les règles d'une chirurgie plus humaine que soucieuse de ses propres succès. Chercher à prolonger la vie est la voie qu'on doit suivre en pareille occurrence, si c'est réellement possible.

Toutes ces circonstances réunies : affaiblissement du sujet en puissance d'un cancer généralisé aux viscères, opération chirurgicale, voilà des circonstances qui ont aidé à la terminaison funeste, mais comment ? L'étude des phénomènes thermiques va nous éclairer davantage.

Avant l'opération, on n'a pas pris malheureusement la température du malade; mais il est hors de doute que chez ce malade si déprimé, si affaibli, si cachectique, dont les oxydations étaient si réduites, la température ne fût très basse. Ce malade était en hypothermie, probablement à 36°, si nous pouvons en juger, et par les circonstances mêmes et par les faits analogues qui nous sont passés sous les yeux. Du reste, le soir même de l'opération, la température monte à 36°,6 ; le lendemain soir à 37°,6 ; le 8, à 38°,6 le matin, à 38°,8 le soir ; le 9, peu avant la mort à 39°,1. Résumons : dans le triste état où se trouvait le malade, nous observons : 1° Des bactériens dans la sérosité péritonéale, témoins et indices certains de la présence d'une inflammation septique ; 2° une température régulièrement ascendante ou partant de 36° environ pour monter jusqu'à 39°,1. N'avons-nous pas lieu de croire ici à une péritonite septique sans grands troubles symptomatiques : pas de douleurs autour du foyer opératoire, autour de l'anus artificiel ; quelques douleurs disséminées dans l'abdomen, dans les flancs, vomissements continuels non porracés, pas de ballonnement du ventre ; un peu d'agitation et de délire vers les derniers moments. C'est à la péritonite latente, c'est à la septicémie latente (l'une et l'autre sont corrélatives, les matières septiques sont aussi phlogogènes) qu'a succombé notre malade. Chez lui, la faible fièvre apparente qu'il a eue pourrait voiler aux yeux d'un chirurgien inattentif la véritable cause de la mort ; mais il ne faut pas oublier que la température chez cet homme avant l'opération devait être très basse, environ 36°, et que de là à 39°,1, il y a trois degrés de différence. C'est cet écart entre la température moyenne avant l'opération et la température la plus élevée qui constitue la fièvre, pour celui qui ne veut pas tenir compte de l'hypothermie de notre sujet, notre opéré a eu à peine de fièvre ; c'est dans le marasme, l'épuisement, etc., qu'il a succombé.

Cette fièvre progressive, continue, régulièrement croissante, est *latente* en partie, et c'est pour n'avoir pas tenu compte de cette hypothermie avant l'opération, de cette latence de la fièvre, c'est pour n'avoir pas considéré comme fièvre l'écart entre le point le plus bas et le plus élevé, qu'on est arrivé à de pareilles idées sur la cause de la mort, et qu'on a laissé échapper l'explication d'une des causes les plus importantes de la mort dans des cas semblables.

Un malade est épuisé par la fièvre typhoïde, il est en bonne voie, la fièvre disparaît, il a 36°,4 par exemple pendant deux ou trois jours ; si alors vous lui donnez de la viande, il a la *febris carnis* si bien décrite par les anciens médecins, la température monte à 37° et 37 1/2, 37°,8 pour tomber ensuite. Est-ce que ce n'est pas de la fièvre et de la *fièvre latente?*

Ici, chez notre opéré, que veut dire cette fièvre continue progressive, si ce n'est un empoisonnement septique continu (septicémie latente ou péritonite latente de Nardon Duroziez, thèse Paris, 1868), que nous accusent la température et la présence des bactériens dans la sérosité péritonéale.

Aussi, d'une manière plus générale, dirons-nous que dans le pronostic des opérations ou des accidents septicémiques ou inflammatoires survenant chez les hypothermiques il faut tenir un compte exact de l'étendue et de la portée de la fièvre latente.

Deux autres facteurs ne sont pas à négliger dans cette étude :

L'altération septique de longue date des principaux viscères : dégénérescence granulo-graisseuse du foie, des reins, du cœur, etc ; produite par le cancer rectal dont la surface ulcérée puisait dans l'intestin depuis longtemps des matériaux septiques (1).

Enfin, en dernière analyse, les noyaux cancéreux contenus dans les viscères jouent un rôle encore peu connu, mais dont l'importance est hors de doute ; les travaux de M. Verneuil bien connus à ce sujet en disent assez pour que je n'insiste pas davantage sur ce point que ses travaux de statistiqne et ses propres recherches me semblent avoir péremptoirement fixé.

DEUXIÈME OBSERVATION. — Mulot, Madeleine, quatre-vingt-cinq

---

1. L'histoire de la septicémie péritonéale s'éclaire de jour en jour depuis les travaux de l'immortel Gaspard (de Saint-Etienne). Mais depuis lui jusqu'à nos jours la pathogénie de la septicémie péritonéale n'a jamais été cherchée que dans les plaies qui mettaient le péritoine en contact avec l'air extérieur, ovariotomie (Kœberlé), Kélotomie (Duplay in Levrat 1880, thèse Paris) ; Momon (Thèse, Paris 1882) ou qui avaient perforé l'intestin, Humbert, etc.). Nous parlons ici de la présence des bactériens dans la sérosité péritonéale avec ou sans ulcérations de l'intestin dans les lésions (hernies, étranglements et occlusions intestinales, etc.), entièrement sous-cutanées.

ans, entre dans le service de M. Dumontpallier pour une obstruction intestinale datant de 8 jours ; elle a eu le 13 et le 14 juin des vomissements stercoraux ; le ventre est douloureux, ballonné, la malade n'a plus de selles, ne rend plus de gaz.

M. Verneuil, à la demande de M. Dumontpallier, fait un anus contre nature dans la région iliaque gauche, pendant l'opération, on aperçoit sur l'intestin un grand nombre de petites granulations. La sérosité péritonéale a été examinée, elle contenait des bactériens (micrococus isolés, doubles ou en chaînettes). La malade est morte le 15 juin, à deux heures de l'après-midi (vingt-six heures après l'opération).

L'opération a eu lieu à dix heures et demie, le 14 juin, la température n'a pas été prise avant l'opération, mais après :

       A 11 h. 1/2. Température rectale. . . . . . . 37°,8.
        6 h. du soir. Température rectale . . . . . 39°,0.
       10 h. du soir. Température axillaire . . . . 37°,5.
        4 h. 1/2. Température axillaire . . . . . . 35°,0.

A ce moment, on lui fait une injection sous-cutanée d'éther, la température axillaire remonte à 36°,6.

Le 15 juin à 8 h. du matin, température axillaire 37°,5.

Le 15 juin à 11 h. du matin, température axillaire, 38°,2.

Le 15 juin à 1 h. du soir, une heure avant sa mort, 39°,4.

L'autopsie a été faite par M. Dumontpallier, qui publiera l'observation in extenso dans la *Société médicale des hôpitaux*. L'obstruction était causée par d'anciennes adhérences et par une bride, il y avait des noyaux cancéreux dans le rein, le foie, etc..., mais rien dans l'intestin comme on s'y attendait.

— Depuis la publication de cette note (dans la *Soc. de biologie*, dans la séance suivante), j'ai pu observer deux faits qui se rapprochent des précédents.

Troisième Observation. — C..., Marie, 20 ans, entre salle Lisfranc, le 23 juin 1883, à l'hôpital de la Pitié ; depuis quelques jours elle avait été prise de phénomènes d'étranglement interne bien nettement caractérisés, qui avaient disparu un instant ; elle n'était entrée à l'hôpital que pour une réapparition très sérieuse de ses accidents ; vomissements stercoraux, douleur vive dans le ventre, absence de selles, de gaz.

A son entrée, elle avait 38°,2.

Le 24 au matin 37°, 6 le soir 34°,2.

Les phénomènes d'étranglement étaient alors à leur maximun.

Le 25 au matin 36°,8 ; et 35°,6 le soir.

M. Verneuil se décide à lui faire un anus contre nature par le procédé de Littre, le 26 à 10 heures du matin avant l'opération, elle avait 35°,5 ; après l'opération, grâce à une injection d'éther, la température remonte à 37°,2.

L'opération réussit complètement, mais la malade mourut 4 heures après l'opération.

A l'autopsie on trouva une anse assez étendue d'intestin grêle, située à environ un mètre de distance du cœcum, complètement étranglée par une bride qui partait du colon descendant. L'intestin grêle était perforé et une violente péritonite s'étendait sur presque toutes les régions abdominales.

L'observation a été publiée avec détails par M. Verchère, interne du service (Voir Soc. Anatom., Juin 1883).

Au moment où M. Verneuil ouvrit le péritoine, j'examinai le liquide péritonéal très peu abondant : il y avait des bactériens de divers genres, micrococcus, diplococcus et mesococcus.

La perforation intestinale observée à l'autopsie, existait-elle déjà à ce moment ? C'est peu probable. Le chirurgien s'en serait aperçu en mettant le doigt dans l'abdomen.

M. Verneuil pense qu'elle ne s'est produite que plus tard, un peu après l'opération, lorsque la malade fit de grands efforts qui furent l'occasion de douleurs atroces 4 heures avant la mort.

— 13 —

QUATRIÈME OBSERVATION. — Fouquet Philomène, couturière, est
atteinte depuis un an d'hémorrhagies rectales, qui ont leur point de
départ dans un épithélioma assez élevé du rectum. Cet épithélioma
forme une tumeur assez volumineuse qui obture une partie de la cavité ; aussi de temps en temps est-elle prise de vomissements, de dé-
bâcles intestinales et de douleurs très vives dans la région iliaque
gauche. Dans cette région on sent par le toucher un cylindre fécal
assez long. M. Verneuil lui fait, le 10 juillet 1883, un anus contre
nature par la méthode de Littre. La malade est actuellement, 19 juillet, en pleine voie de guérison de cette opération. Le cancer continue
sa marche.

Température le	9	—	35°,2	—	39°,4
—	10	—	37°,3	—	37°,6
—	11	—	37°,5		
—	12	—	35°,6	—	38°,2
—	13	—	37°,5	—	38°,2
—	14	—	37°,8	—	37°,2
—	15	—	36°,5	—	37°,6
—	16	—	36°,7	—	37°,8
—	17	—	37°	—	38°
—	18	—	37°	—	37°,9
—	19	—	37°,2		

Au moment où l'on ouvrait le péritoine, j'ai recueilli de la sérosité
qui était en assez grande abondance et j'y ai trouvé de l'épithélium
pavimenteux, des leucocytes eu petite quantité et des bactériens (micrococcus, diplococcus).

Sur nos quatre observations c'est le seul fait où il n'y ait pas eu de
péritonite mortelle.

En résumé, il nous semble qu'on est autorisé à dire que dans les
cas d'obstruction intestinale bien prononcée, comme je l'ai déjà dé-

montré dans les hernies étranglées, les bactériens, sous l'influence de l'énorme distension intestinale et des ulcérations et inflammations qui surviennent tout autour de l'intestin, passent de celui-ci dans la sérosité péritonéale.

Nous n'insisterons pas sur les conséquences pratiques de ces faits. Elles ressortent suffisamment d'elles-mêmes.

1° Opérer de bonne heure dans l'obstruction intestinale comme dans la hernie étranglée.

2° Étancher la sérosité péritonéale, laver si possible avec de l'eau phéniquée dans l'une comme dans l'autre lésion. — à moins qu'on ne préfère dans l'obstruction intestinale d'opérer rapidement et en se mettant le plus possible à l'abri du contact de l'air (M. le professeur Verneuil).

Imp. A. DERENNE, Mayenne. — Paris, boulevard Saint-Michel, 52.

Imprimerie A. DERENNE, Mayenne. — Paris, boulevard Saint-Michel, 52.